NAME	PHONE	EMAIL

NAME	PHONE	EMAIL

NAME	PHONE	EMAIL

Time		Monday / /	Tuesday / /	Wednesday / /	Thursday / /
8 AM	00				
	15				
	30				
	45				
9 AM	00				
	15				
	30				
	45				
10 AM	00				
	15				
	30				
	45				
11 AM	00				
	15				
	30				
	45				
12 PM	00				
	15				
	30				
	45				
1 PM	00				
	15				
	30				
	45				
2 PM	00				
	15				
	30				
	45				
3 PM	00				
	15				
	30				
	45				
4 PM	00				
	15				
	30				
	45				
5 PM	00				
	15				
	30				
	45				
6 PM	00				
	15				
	30				
	45				
7 PM	00				
	15				
	30				
	45				
8 PM	00				
	15				
	30				
	45				
9 PM	00				
	15				
	30				
	45				

Week / /   To / /

Time		Friday / /	Saturday / /	Sunday / /	Notes
8 AM	00 15 30 45				
9 AM	00 15 30 45				
10 AM	00 15 30 45				
11 AM	00 15 30 45				
12 PM	00 15 30 45				
1 PM	00 15 30 45				
2 PM	00 15 30 45				
3 PM	00 15 30 45				
4 PM	00 15 30 45				
5 PM	00 15 30 45				
6 PM	00 15 30 45				
7 PM	00 15 30 45				
8 PM	00 15 30 45				
9 PM	00 15 30 45				

Time		Monday / /	Tuesday / /	Wednesday / /	Thursday / /
8 AM	00				
	15				
	30				
	45				
9 AM	00				
	15				
	30				
	45				
10 AM	00				
	15				
	30				
	45				
11 AM	00				
	15				
	30				
	45				
12 PM	00				
	15				
	30				
	45				
1 PM	00				
	15				
	30				
	45				
2 PM	00				
	15				
	30				
	45				
3 PM	00				
	15				
	30				
	45				
4 PM	00				
	15				
	30				
	45				
5 PM	00				
	15				
	30				
	45				
6 PM	00				
	15				
	30				
	45				
7 PM	00				
	15				
	30				
	45				
8 PM	00				
	15				
	30				
	45				
9 PM	00				
	15				
	30				
	45				

Time	Friday / /	Saturday / /	Sunday / /	Notes
8 AM	00 15 30 45			
9 AM	00 15 30 45			
10 AM	00 15 30 45			
11 AM	00 15 30 45			
12 PM	00 15 30 45			
1 PM	00 15 30 45			
2 PM	00 15 30 45			
3 PM	00 15 30 45			
4 PM	00 15 30 45			
5 PM	00 15 30 45			
6 PM	00 15 30 45			
7 PM	00 15 30 45			
8 PM	00 15 30 45			
9 PM	00 15 30 45			

Time		Monday / /	Tuesday / /	Wednesday / /	Thursday / /
8 AM	00 15 30 45				
9 AM	00 15 30 45				
10 AM	00 15 30 45				
11 AM	00 15 30 45				
12 PM	00 15 30 45				
1 PM	00 15 30 45				
2 PM	00 15 30 45				
3 PM	00 15 30 45				
4 PM	00 15 30 45				
5 PM	00 15 30 45				
6 PM	00 15 30 45				
7 PM	00 15 30 45				
8 PM	00 15 30 45				
9 PM	00 15 30 45				

Week / / To / /

Time		Friday / /	Saturday / /	Sunday / /	Notes
8 AM	00 15 30 45				
9 AM	00 15 30 45				
10 AM	00 15 30 45				
11 AM	00 15 30 45				
12 PM	00 15 30 45				
1 PM	00 15 30 45				
2 PM	00 15 30 45				
3 PM	00 15 30 45				
4 PM	00 15 30 45				
5 PM	00 15 30 45				
6 PM	00 15 30 45				
7 PM	00 15 30 45				
8 PM	00 15 30 45				
9 PM	00 15 30 45				

Time		Monday / /	Tuesday / /	Wednesday / /	Thursday / /
8 AM	00 15 30 45				
9 AM	00 15 30 45				
10 AM	00 15 30 45				
11 AM	00 15 30 45				
12 PM	00 15 30 45				
1 PM	00 15 30 45				
2 PM	00 15 30 45				
3 PM	00 15 30 45				
4 PM	00 15 30 45				
5 PM	00 15 30 45				
6 PM	00 15 30 45				
7 PM	00 15 30 45				
8 PM	00 15 30 45				
9 PM	00 15 30 45				

Time	Friday / /	Saturday / /	Sunday / /	Notes
8 AM 00 15 30 45				
9 AM 00 15 30 45				
10 AM 00 15 30 45				
11 AM 00 15 30 45				
12 PM 00 15 30 45				
1 PM 00 15 30 45				
2 PM 00 15 30 45				
3 PM 00 15 30 45				
4 PM 00 15 30 45				
5 PM 00 15 30 45				
6 PM 00 15 30 45				
7 PM 00 15 30 45				
8 PM 00 15 30 45				
9 PM 00 15 30 45				

Time		Monday / /	Tuesday / /	Wednesday / /	Thursday / /
8 AM	00				
	15				
	30				
	45				
9 AM	00				
	15				
	30				
	45				
10 AM	00				
	15				
	30				
	45				
11 AM	00				
	15				
	30				
	45				
12 PM	00				
	15				
	30				
	45				
1 PM	00				
	15				
	30				
	45				
2 PM	00				
	15				
	30				
	45				
3 PM	00				
	15				
	30				
	45				
4 PM	00				
	15				
	30				
	45				
5 PM	00				
	15				
	30				
	45				
6 PM	00				
	15				
	30				
	45				
7 PM	00				
	15				
	30				
	45				
8 PM	00				
	15				
	30				
	45				
9 PM	00				
	15				
	30				
	45				

Time		Friday / /	Saturday / /	Sunday / /	Notes
8 AM	00				
	15				
	30				
	45				
9 AM	00				
	15				
	30				
	45				
10 AM	00				
	15				
	30				
	45				
11 AM	00				
	15				
	30				
	45				
12 PM	00				
	15				
	30				
	45				
1 PM	00				
	15				
	30				
	45				
2 PM	00				
	15				
	30				
	45				
3 PM	00				
	15				
	30				
	45				
4 PM	00				
	15				
	30				
	45				
5 PM	00				
	15				
	30				
	45				
6 PM	00				
	15				
	30				
	45				
7 PM	00				
	15				
	30				
	45				
8 PM	00				
	15				
	30				
	45				
9 PM	00				
	15				
	30				
	45				

Time		Monday / /	Tuesday / /	Wednesday / /	Thursday / /
8 AM	00 15 30 45				
9 AM	00 15 30 45				
10 AM	00 15 30 45				
11 AM	00 15 30 45				
12 PM	00 15 30 45				
1 PM	00 15 30 45				
2 PM	00 15 30 45				
3 PM	00 15 30 45				
4 PM	00 15 30 45				
5 PM	00 15 30 45				
6 PM	00 15 30 45				
7 PM	00 15 30 45				
8 PM	00 15 30 45				
9 PM	00 15 30 45				

Week   / /   To   / /

Time		Friday / /	Saturday / /	Sunday / /	Notes
8 AM	00				
	15				
	30				
	45				
9 AM	00				
	15				
	30				
	45				
10 AM	00				
	15				
	30				
	45				
11 AM	00				
	15				
	30				
	45				
12 PM	00				
	15				
	30				
	45				
1 PM	00				
	15				
	30				
	45				
2 PM	00				
	15				
	30				
	45				
3 PM	00				
	15				
	30				
	45				
4 PM	00				
	15				
	30				
	45				
5 PM	00				
	15				
	30				
	45				
6 PM	00				
	15				
	30				
	45				
7 PM	00				
	15				
	30				
	45				
8 PM	00				
	15				
	30				
	45				
9 PM	00				
	15				
	30				
	45				

Time		Monday / /	Tuesday / /	Wednesday / /	Thursday / /
8 AM	00				
	15				
	30				
	45				
9 AM	00				
	15				
	30				
	45				
10 AM	00				
	15				
	30				
	45				
11 AM	00				
	15				
	30				
	45				
12 PM	00				
	15				
	30				
	45				
1 PM	00				
	15				
	30				
	45				
2 PM	00				
	15				
	30				
	45				
3 PM	00				
	15				
	30				
	45				
4 PM	00				
	15				
	30				
	45				
5 PM	00				
	15				
	30				
	45				
6 PM	00				
	15				
	30				
	45				
7 PM	00				
	15				
	30				
	45				
8 PM	00				
	15				
	30				
	45				
9 PM	00				
	15				
	30				
	45				

Time		Friday / /	Saturday / /	Sunday / /	Notes
8 AM	00 15 30 45				
9 AM	00 15 30 45				
10 AM	00 15 30 45				
11 AM	00 15 30 45				
12 PM	00 15 30 45				
1 PM	00 15 30 45				
2 PM	00 15 30 45				
3 PM	00 15 30 45				
4 PM	00 15 30 45				
5 PM	00 15 30 45				
6 PM	00 15 30 45				
7 PM	00 15 30 45				
8 PM	00 15 30 45				
9 PM	00 15 30 45				

Time		Monday / /	Tuesday / /	Wednesday / /	Thursday / /
8 AM	00				
	15				
	30				
	45				
9 AM	00				
	15				
	30				
	45				
10 AM	00				
	15				
	30				
	45				
11 AM	00				
	15				
	30				
	45				
12 PM	00				
	15				
	30				
	45				
1 PM	00				
	15				
	30				
	45				
2 PM	00				
	15				
	30				
	45				
3 PM	00				
	15				
	30				
	45				
4 PM	00				
	15				
	30				
	45				
5 PM	00				
	15				
	30				
	45				
6 PM	00				
	15				
	30				
	45				
7 PM	00				
	15				
	30				
	45				
8 PM	00				
	15				
	30				
	45				
9 PM	00				
	15				
	30				
	45				

Time		Friday / /	Saturday / /	Sunday / /	Notes
8 AM	00 15 30 45				
9 AM	00 15 30 45				
10 AM	00 15 30 45				
11 AM	00 15 30 45				
12 PM	00 15 30 45				
1 PM	00 15 30 45				
2 PM	00 15 30 45				
3 PM	00 15 30 45				
4 PM	00 15 30 45				
5 PM	00 15 30 45				
6 PM	00 15 30 45				
7 PM	00 15 30 45				
8 PM	00 15 30 45				
9 PM	00 15 30 45				

Time		Monday / /	Tuesday / /	Wednesday / /	Thursday / /
8 AM	00				
	15				
	30				
	45				
9 AM	00				
	15				
	30				
	45				
10 AM	00				
	15				
	30				
	45				
11 AM	00				
	15				
	30				
	45				
12 PM	00				
	15				
	30				
	45				
1 PM	00				
	15				
	30				
	45				
2 PM	00				
	15				
	30				
	45				
3 PM	00				
	15				
	30				
	45				
4 PM	00				
	15				
	30				
	45				
5 PM	00				
	15				
	30				
	45				
6 PM	00				
	15				
	30				
	45				
7 PM	00				
	15				
	30				
	45				
8 PM	00				
	15				
	30				
	45				
9 PM	00				
	15				
	30				
	45				

Time		Friday / /	Saturday / /	Sunday / /	Notes
8 AM	00 15 30 45				
9 AM	00 15 30 45				
10 AM	00 15 30 45				
11 AM	00 15 30 45				
12 PM	00 15 30 45				
1 PM	00 15 30 45				
2 PM	00 15 30 45				
3 PM	00 15 30 45				
4 PM	00 15 30 45				
5 PM	00 15 30 45				
6 PM	00 15 30 45				
7 PM	00 15 30 45				
8 PM	00 15 30 45				
9 PM	00 15 30 45				

Time		Monday / /	Tuesday / /	Wednesday / /	Thursday / /
*8*AM	00 15 30 45				
*9*AM	00 15 30 45				
*10*AM	00 15 30 45				
*11*AM	00 15 30 45				
*12*PM	00 15 30 45				
*1*PM	00 15 30 45				
*2*PM	00 15 30 45				
*3*PM	00 15 30 45				
*4*PM	00 15 30 45				
*5*PM	00 15 30 45				
*6*PM	00 15 30 45				
*7*PM	00 15 30 45				
*8*PM	00 15 30 45				
*9*PM	00 15 30 45				

Time		Friday / /	Saturday / /	Sunday / /	Notes
8 AM	00				
	15				
	30				
	45				
9 AM	00				
	15				
	30				
	45				
10 AM	00				
	15				
	30				
	45				
11 AM	00				
	15				
	30				
	45				
12 PM	00				
	15				
	30				
	45				
1 PM	00				
	15				
	30				
	45				
2 PM	00				
	15				
	30				
	45				
3 PM	00				
	15				
	30				
	45				
4 PM	00				
	15				
	30				
	45				
5 PM	00				
	15				
	30				
	45				
6 PM	00				
	15				
	30				
	45				
7 PM	00				
	15				
	30				
	45				
8 PM	00				
	15				
	30				
	45				
9 PM	00				
	15				
	30				
	45				

Time		Monday / /	Tuesday / /	Wednesday / /	Thursday / /
8 AM	00				
	15				
	30				
	45				
9 AM	00				
	15				
	30				
	45				
10 AM	00				
	15				
	30				
	45				
11 AM	00				
	15				
	30				
	45				
12 PM	00				
	15				
	30				
	45				
1 PM	00				
	15				
	30				
	45				
2 PM	00				
	15				
	30				
	45				
3 PM	00				
	15				
	30				
	45				
4 PM	00				
	15				
	30				
	45				
5 PM	00				
	15				
	30				
	45				
6 PM	00				
	15				
	30				
	45				
7 PM	00				
	15				
	30				
	45				
8 PM	00				
	15				
	30				
	45				
9 PM	00				
	15				
	30				
	45				

Time		Friday / /	Saturday / /	Sunday / /	Notes
8 AM	00				
	15				
	30				
	45				
9 AM	00				
	15				
	30				
	45				
10 AM	00				
	15				
	30				
	45				
11 AM	00				
	15				
	30				
	45				
12 PM	00				
	15				
	30				
	45				
1 PM	00				
	15				
	30				
	45				
2 PM	00				
	15				
	30				
	45				
3 PM	00				
	15				
	30				
	45				
4 PM	00				
	15				
	30				
	45				
5 PM	00				
	15				
	30				
	45				
6 PM	00				
	15				
	30				
	45				
7 PM	00				
	15				
	30				
	45				
8 PM	00				
	15				
	30				
	45				
9 PM	00				
	15				
	30				
	45				

Time		Monday / /	Tuesday / /	Wednesday / /	Thursday / /
8 AM	00				
	15				
	30				
	45				
9 AM	00				
	15				
	30				
	45				
10 AM	00				
	15				
	30				
	45				
11 AM	00				
	15				
	30				
	45				
12 PM	00				
	15				
	30				
	45				
1 PM	00				
	15				
	30				
	45				
2 PM	00				
	15				
	30				
	45				
3 PM	00				
	15				
	30				
	45				
4 PM	00				
	15				
	30				
	45				
5 PM	00				
	15				
	30				
	45				
6 PM	00				
	15				
	30				
	45				
7 PM	00				
	15				
	30				
	45				
8 PM	00				
	15				
	30				
	45				
9 PM	00				
	15				
	30				
	45				

Time		Friday / /	Saturday / /	Sunday / /	Notes
8 AM	00				
	15				
	30				
	45				
9 AM	00				
	15				
	30				
	45				
10 AM	00				
	15				
	30				
	45				
11 AM	00				
	15				
	30				
	45				
12 PM	00				
	15				
	30				
	45				
1 PM	00				
	15				
	30				
	45				
2 PM	00				
	15				
	30				
	45				
3 PM	00				
	15				
	30				
	45				
4 PM	00				
	15				
	30				
	45				
5 PM	00				
	15				
	30				
	45				
6 PM	00				
	15				
	30				
	45				
7 PM	00				
	15				
	30				
	45				
8 PM	00				
	15				
	30				
	45				
9 PM	00				
	15				
	30				
	45				

Time		Monday / /	Tuesday / /	Wednesday / /	Thursday / /
8 AM	00				
	15				
	30				
	45				
9 AM	00				
	15				
	30				
	45				
10 AM	00				
	15				
	30				
	45				
11 AM	00				
	15				
	30				
	45				
12 PM	00				
	15				
	30				
	45				
1 PM	00				
	15				
	30				
	45				
2 PM	00				
	15				
	30				
	45				
3 PM	00				
	15				
	30				
	45				
4 PM	00				
	15				
	30				
	45				
5 PM	00				
	15				
	30				
	45				
6 PM	00				
	15				
	30				
	45				
7 PM	00				
	15				
	30				
	45				
8 PM	00				
	15				
	30				
	45				
9 PM	00				
	15				
	30				
	45				

Week / /   To / /

Time		Friday / /	Saturday / /	Sunday / /	Notes
8 AM	00 15 30 45				
9 AM	00 15 30 45				
10 AM	00 15 30 45				
11 AM	00 15 30 45				
12 PM	00 15 30 45				
1 PM	00 15 30 45				
2 PM	00 15 30 45				
3 PM	00 15 30 45				
4 PM	00 15 30 45				
5 PM	00 15 30 45				
6 PM	00 15 30 45				
7 PM	00 15 30 45				
8 PM	00 15 30 45				
9 PM	00 15 30 45				

Time		Monday / /	Tuesday / /	Wednesday / /	Thursday / /
8 AM	00				
	15				
	30				
	45				
9 AM	00				
	15				
	30				
	45				
10 AM	00				
	15				
	30				
	45				
11 AM	00				
	15				
	30				
	45				
12 PM	00				
	15				
	30				
	45				
1 PM	00				
	15				
	30				
	45				
2 PM	00				
	15				
	30				
	45				
3 PM	00				
	15				
	30				
	45				
4 PM	00				
	15				
	30				
	45				
5 PM	00				
	15				
	30				
	45				
6 PM	00				
	15				
	30				
	45				
7 PM	00				
	15				
	30				
	45				
8 PM	00				
	15				
	30				
	45				
9 PM	00				
	15				
	30				
	45				

Week / / To / /

Time		Friday / /	Saturday / /	Sunday / /	Notes
8 AM	00 15 30 45				
9 AM	00 15 30 45				
10 AM	00 15 30 45				
11 AM	00 15 30 45				
12 PM	00 15 30 45				
1 PM	00 15 30 45				
2 PM	00 15 30 45				
3 PM	00 15 30 45				
4 PM	00 15 30 45				
5 PM	00 15 30 45				
6 PM	00 15 30 45				
7 PM	00 15 30 45				
8 PM	00 15 30 45				
9 PM	00 15 30 45				

| Week | / | / | To | / | / |

Time	Monday / /	Tuesday / /	Wednesday / /	Thursday / /
8 AM				
9 AM				
10 AM				
11 AM				
12 PM				
1 PM				
2 PM				
3 PM				
4 PM				
5 PM				
6 PM				
7 PM				
8 PM				
9 PM				

Time		Friday / /	Saturday / /	Sunday / /	Notes
8 AM	00 15 30 45				
9 AM	00 15 30 45				
10 AM	00 15 30 45				
11 AM	00 15 30 45				
12 PM	00 15 30 45				
1 PM	00 15 30 45				
2 PM	00 15 30 45				
3 PM	00 15 30 45				
4 PM	00 15 30 45				
5 PM	00 15 30 45				
6 PM	00 15 30 45				
7 PM	00 15 30 45				
8 PM	00 15 30 45				
9 PM	00 15 30 45				

Time		Monday / /	Tuesday / /	Wednesday / /	Thursday / /
8 AM	00				
	15				
	30				
	45				
9 AM	00				
	15				
	30				
	45				
10 AM	00				
	15				
	30				
	45				
11 AM	00				
	15				
	30				
	45				
12 PM	00				
	15				
	30				
	45				
1 PM	00				
	15				
	30				
	45				
2 PM	00				
	15				
	30				
	45				
3 PM	00				
	15				
	30				
	45				
4 PM	00				
	15				
	30				
	45				
5 PM	00				
	15				
	30				
	45				
6 PM	00				
	15				
	30				
	45				
7 PM	00				
	15				
	30				
	45				
8 PM	00				
	15				
	30				
	45				
9 PM	00				
	15				
	30				
	45				

Week / / To / /

Time		Friday / /	Saturday / /	Sunday / /	Notes
8 AM	00 15 30 45				
9 AM	00 15 30 45				
10 AM	00 15 30 45				
11 AM	00 15 30 45				
12 PM	00 15 30 45				
1 PM	00 15 30 45				
2 PM	00 15 30 45				
3 PM	00 15 30 45				
4 PM	00 15 30 45				
5 PM	00 15 30 45				
6 PM	00 15 30 45				
7 PM	00 15 30 45				
8 PM	00 15 30 45				
9 PM	00 15 30 45				

Time		Monday / /	Tuesday / /	Wednesday / /	Thursday / /
8 AM	00				
	15				
	30				
	45				
9 AM	00				
	15				
	30				
	45				
10 AM	00				
	15				
	30				
	45				
11 AM	00				
	15				
	30				
	45				
12 PM	00				
	15				
	30				
	45				
1 PM	00				
	15				
	30				
	45				
2 PM	00				
	15				
	30				
	45				
3 PM	00				
	15				
	30				
	45				
4 PM	00				
	15				
	30				
	45				
5 PM	00				
	15				
	30				
	45				
6 PM	00				
	15				
	30				
	45				
7 PM	00				
	15				
	30				
	45				
8 PM	00				
	15				
	30				
	45				
9 PM	00				
	15				
	30				
	45				

Time		Friday / /	Saturday / /	Sunday / /	Notes
8 AM	00 15 30 45				
9 AM	00 15 30 45				
10 AM	00 15 30 45				
11 AM	00 15 30 45				
12 PM	00 15 30 45				
1 PM	00 15 30 45				
2 PM	00 15 30 45				
3 PM	00 15 30 45				
4 PM	00 15 30 45				
5 PM	00 15 30 45				
6 PM	00 15 30 45				
7 PM	00 15 30 45				
8 PM	00 15 30 45				
9 PM	00 15 30 45				

Time		Monday / /	Tuesday / /	Wednesday / /	Thursday / /
8 AM	00				
	15				
	30				
	45				
9 AM	00				
	15				
	30				
	45				
10 AM	00				
	15				
	30				
	45				
11 AM	00				
	15				
	30				
	45				
12 PM	00				
	15				
	30				
	45				
1 PM	00				
	15				
	30				
	45				
2 PM	00				
	15				
	30				
	45				
3 PM	00				
	15				
	30				
	45				
4 PM	00				
	15				
	30				
	45				
5 PM	00				
	15				
	30				
	45				
6 PM	00				
	15				
	30				
	45				
7 PM	00				
	15				
	30				
	45				
8 PM	00				
	15				
	30				
	45				
9 PM	00				
	15				
	30				
	45				

Time		Friday / /	Saturday / /	Sunday / /	Notes
8 AM	00				
	15				
	30				
	45				
9 AM	00				
	15				
	30				
	45				
10 AM	00				
	15				
	30				
	45				
11 AM	00				
	15				
	30				
	45				
12 PM	00				
	15				
	30				
	45				
1 PM	00				
	15				
	30				
	45				
2 PM	00				
	15				
	30				
	45				
3 PM	00				
	15				
	30				
	45				
4 PM	00				
	15				
	30				
	45				
5 PM	00				
	15				
	30				
	45				
6 PM	00				
	15				
	30				
	45				
7 PM	00				
	15				
	30				
	45				
8 PM	00				
	15				
	30				
	45				
9 PM	00				
	15				
	30				
	45				

Time	Monday / /	Tuesday / /	Wednesday / /	Thursday / /
8 AM — 00 / 15 / 30 / 45				
9 AM — 00 / 15 / 30 / 45				
10 AM — 00 / 15 / 30 / 45				
11 AM — 00 / 15 / 30 / 45				
12 PM — 00 / 15 / 30 / 45				
1 PM — 00 / 15 / 30 / 45				
2 PM — 00 / 15 / 30 / 45				
3 PM — 00 / 15 / 30 / 45				
4 PM — 00 / 15 / 30 / 45				
5 PM — 00 / 15 / 30 / 45				
6 PM — 00 / 15 / 30 / 45				
7 PM — 00 / 15 / 30 / 45				
8 PM — 00 / 15 / 30 / 45				
9 PM — 00 / 15 / 30 / 45				

Time		Friday / /	Saturday / /	Sunday / /	Notes
8 AM	00				
	15				
	30				
	45				
9 AM	00				
	15				
	30				
	45				
10 AM	00				
	15				
	30				
	45				
11 AM	00				
	15				
	30				
	45				
12 PM	00				
	15				
	30				
	45				
1 PM	00				
	15				
	30				
	45				
2 PM	00				
	15				
	30				
	45				
3 PM	00				
	15				
	30				
	45				
4 PM	00				
	15				
	30				
	45				
5 PM	00				
	15				
	30				
	45				
6 PM	00				
	15				
	30				
	45				
7 PM	00				
	15				
	30				
	45				
8 PM	00				
	15				
	30				
	45				
9 PM	00				
	15				
	30				
	45				

		Week / / To / /			

Time		Monday / /	Tuesday / /	Wednesday / /	Thursday / /
8 AM	00				
	15				
	30				
	45				
9 AM	00				
	15				
	30				
	45				
10 AM	00				
	15				
	30				
	45				
11 AM	00				
	15				
	30				
	45				
12 PM	00				
	15				
	30				
	45				
1 PM	00				
	15				
	30				
	45				
2 PM	00				
	15				
	30				
	45				
3 PM	00				
	15				
	30				
	45				
4 PM	00				
	15				
	30				
	45				
5 PM	00				
	15				
	30				
	45				
6 PM	00				
	15				
	30				
	45				
7 PM	00				
	15				
	30				
	45				
8 PM	00				
	15				
	30				
	45				
9 PM	00				
	15				
	30				
	45				

Time		Friday / /	Saturday / /	Sunday / /	Notes
8 AM	00				
	15				
	30				
	45				
9 AM	00				
	15				
	30				
	45				
10 AM	00				
	15				
	30				
	45				
11 AM	00				
	15				
	30				
	45				
12 PM	00				
	15				
	30				
	45				
1 PM	00				
	15				
	30				
	45				
2 PM	00				
	15				
	30				
	45				
3 PM	00				
	15				
	30				
	45				
4 PM	00				
	15				
	30				
	45				
5 PM	00				
	15				
	30				
	45				
6 PM	00				
	15				
	30				
	45				
7 PM	00				
	15				
	30				
	45				
8 PM	00				
	15				
	30				
	45				
9 PM	00				
	15				
	30				
	45				

Time		Monday / /	Tuesday / /	Wednesday / /	Thursday / /
8 AM	00 15 30 45				
9 AM	00 15 30 45				
10 AM	00 15 30 45				
11 AM	00 15 30 45				
12 PM	00 15 30 45				
1 PM	00 15 30 45				
2 PM	00 15 30 45				
3 PM	00 15 30 45				
4 PM	00 15 30 45				
5 PM	00 15 30 45				
6 PM	00 15 30 45				
7 PM	00 15 30 45				
8 PM	00 15 30 45				
9 PM	00 15 30 45				

Time		Friday / /	Saturday / /	Sunday / /	Notes
8 AM	00 15 30 45				
9 AM	00 15 30 45				
10 AM	00 15 30 45				
11 AM	00 15 30 45				
12 PM	00 15 30 45				
1 PM	00 15 30 45				
2 PM	00 15 30 45				
3 PM	00 15 30 45				
4 PM	00 15 30 45				
5 PM	00 15 30 45				
6 PM	00 15 30 45				
7 PM	00 15 30 45				
8 PM	00 15 30 45				
9 PM	00 15 30 45				

Time		Monday / /	Tuesday / /	Wednesday / /	Thursday / /
8 AM	00				
	15				
	30				
	45				
9 AM	00				
	15				
	30				
	45				
10 AM	00				
	15				
	30				
	45				
11 AM	00				
	15				
	30				
	45				
12 PM	00				
	15				
	30				
	45				
1 PM	00				
	15				
	30				
	45				
2 PM	00				
	15				
	30				
	45				
3 PM	00				
	15				
	30				
	45				
4 PM	00				
	15				
	30				
	45				
5 PM	00				
	15				
	30				
	45				
6 PM	00				
	15				
	30				
	45				
7 PM	00				
	15				
	30				
	45				
8 PM	00				
	15				
	30				
	45				
9 PM	00				
	15				
	30				
	45				

Time		Friday / /	Saturday ⌒ /	Sunday / /	Notes
8 AM	00 15 30 45				
9 AM	00 15 30 45				
10 AM	00 15 30 45				
11 AM	00 15 30 45				
12 PM	00 15 30 45				
1 PM	00 15 30 45				
2 PM	00 15 30 45				
3 PM	00 15 30 45				
4 PM	00 15 30 45				
5 PM	00 15 30 45				
6 PM	00 15 30 45				
7 PM	00 15 30 45				
8 PM	00 15 30 45				
9 PM	00 15 30 45				

Time		Monday / /	Tuesday / /	Wednesday / /	Thursday / /
8 AM	00				
	15				
	30				
	45				
9 AM	00				
	15				
	30				
	45				
10 AM	00				
	15				
	30				
	45				
11 AM	00				
	15				
	30				
	45				
12 PM	00				
	15				
	30				
	45				
1 PM	00				
	15				
	30				
	45				
2 PM	00				
	15				
	30				
	45				
3 PM	00				
	15				
	30				
	45				
4 PM	00				
	15				
	30				
	45				
5 PM	00				
	15				
	30				
	45				
6 PM	00				
	15				
	30				
	45				
7 PM	00				
	15				
	30				
	45				
8 PM	00				
	15				
	30				
	45				
9 PM	00				
	15				
	30				
	45				

Time		Friday / /	Saturday / /	Sunday / /	Notes
8 AM	00				
	15				
	30				
	45				
9 AM	00				
	15				
	30				
	45				
10 AM	00				
	15				
	30				
	45				
11 AM	00				
	15				
	30				
	45				
12 PM	00				
	15				
	30				
	45				
1 PM	00				
	15				
	30				
	45				
2 PM	00				
	15				
	30				
	45				
3 PM	00				
	15				
	30				
	45				
4 PM	00				
	15				
	30				
	45				
5 PM	00				
	15				
	30				
	45				
6 PM	00				
	15				
	30				
	45				
7 PM	00				
	15				
	30				
	45				
8 PM	00				
	15				
	30				
	45				
9 PM	00				
	15				
	30				
	45				

Time		Monday / /	Tuesday / /	Wednesday / /	Thursday / /
8 AM	00 15 30 45				
9 AM	00 15 30 45				
10 AM	00 15 30 45				
11 AM	00 15 30 45				
12 PM	00 15 30 45				
1 PM	00 15 30 45				
2 PM	00 15 30 45				
3 PM	00 15 30 45				
4 PM	00 15 30 45				
5 PM	00 15 30 45				
6 PM	00 15 30 45				
7 PM	00 15 30 45				
8 PM	00 15 30 45				
9 PM	00 15 30 45				

Time		Friday / /	Saturday / /	Sunday / /	Notes
8 AM	00				
	15				
	30				
	45				
9 AM	00				
	15				
	30				
	45				
10 AM	00				
	15				
	30				
	45				
11 AM	00				
	15				
	30				
	45				
12 PM	00				
	15				
	30				
	45				
1 PM	00				
	15				
	30				
	45				
2 PM	00				
	15				
	30				
	45				
3 PM	00				
	15				
	30				
	45				
4 PM	00				
	15				
	30				
	45				
5 PM	00				
	15				
	30				
	45				
6 PM	00				
	15				
	30				
	45				
7 PM	00				
	15				
	30				
	45				
8 PM	00				
	15				
	30				
	45				
9 PM	00				
	15				
	30				
	45				

Time		Monday / /	Tuesday / /	Wednesday / /	Thursday / /
8 AM	00 15 30 45				
9 AM	00 15 30 45				
10 AM	00 15 30 45				
11 AM	00 15 30 45				
12 PM	00 15 30 45				
1 PM	00 15 30 45				
2 PM	00 15 30 45				
3 PM	00 15 30 45				
4 PM	00 15 30 45				
5 PM	00 15 30 45				
6 PM	00 15 30 45				
7 PM	00 15 30 45				
8 PM	00 15 30 45				
9 PM	00 15 30 45				

Time		Friday / /	Saturday / /	Sunday / /	Notes
8 AM	00 15 30 45				
9 AM	00 15 30 45				
10 AM	00 15 30 45				
11 AM	00 15 30 45				
12 PM	00 15 30 45				
1 PM	00 15 30 45				
2 PM	00 15 30 45				
3 PM	00 15 30 45				
4 PM	00 15 30 45				
5 PM	00 15 30 45				
6 PM	00 15 30 45				
7 PM	00 15 30 45				
8 PM	00 15 30 45				
9 PM	00 15 30 45				

		Week / /	To / /

Time		Monday / /	Tuesday / /	Wednesday / /	Thursday / /
8 AM	00				
	15				
	30				
	45				
9 AM	00				
	15				
	30				
	45				
10 AM	00				
	15				
	30				
	45				
11 AM	00				
	15				
	30				
	45				
12 PM	00				
	15				
	30				
	45				
1 PM	00				
	15				
	30				
	45				
2 PM	00				
	15				
	30				
	45				
3 PM	00				
	15				
	30				
	45				
4 PM	00				
	15				
	30				
	45				
5 PM	00				
	15				
	30				
	45				
6 PM	00				
	15				
	30				
	45				
7 PM	00				
	15				
	30				
	45				
8 PM	00				
	15				
	30				
	45				
9 PM	00				
	15				
	30				
	45				

Time	Friday / /	Saturday / /	Sunday / /	Notes
8 AM 00 15 30 45				
9 AM 00 15 30 45				
10 AM 00 15 30 45				
11 AM 00 15 30 45				
12 PM 00 15 30 45				
1 PM 00 15 30 45				
2 PM 00 15 30 45				
3 PM 00 15 30 45				
4 PM 00 15 30 45				
5 PM 00 15 30 45				
6 PM 00 15 30 45				
7 PM 00 15 30 45				
8 PM 00 15 30 45				
9 PM 00 15 30 45				

Time		Monday / /	Tuesday / /	Wednesday / /	Thursday / /
8 AM	00				
	15				
	30				
	45				
9 AM	00				
	15				
	30				
	45				
10 AM	00				
	15				
	30				
	45				
11 AM	00				
	15				
	30				
	45				
12 PM	00				
	15				
	30				
	45				
1 PM	00				
	15				
	30				
	45				
2 PM	00				
	15				
	30				
	45				
3 PM	00				
	15				
	30				
	45				
4 PM	00				
	15				
	30				
	45				
5 PM	00				
	15				
	30				
	45				
6 PM	00				
	15				
	30				
	45				
7 PM	00				
	15				
	30				
	45				
8 PM	00				
	15				
	30				
	45				
9 PM	00				
	15				
	30				
	45				

Time		Friday / /	Saturday / /	Sunday / /	Notes
8 AM	00 15 30 45				
9 AM	00 15 30 45				
10 AM	00 15 30 45				
11 AM	00 15 30 45				
12 PM	00 15 30 45				
1 PM	00 15 30 45				
2 PM	00 15 30 45				
3 PM	00 15 30 45				
4 PM	00 15 30 45				
5 PM	00 15 30 45				
6 PM	00 15 30 45				
7 PM	00 15 30 45				
8 PM	00 15 30 45				
9 PM	00 15 30 45				

Time		Monday / /	Tuesday / /	Wednesday / /	Thursday / /
8 AM	00				
	15				
	30				
	45				
9 AM	00				
	15				
	30				
	45				
10 AM	00				
	15				
	30				
	45				
11 AM	00				
	15				
	30				
	45				
12 PM	00				
	15				
	30				
	45				
1 PM	00				
	15				
	30				
	45				
2 PM	00				
	15				
	30				
	45				
3 PM	00				
	15				
	30				
	45				
4 PM	00				
	15				
	30				
	45				
5 PM	00				
	15				
	30				
	45				
6 PM	00				
	15				
	30				
	45				
7 PM	00				
	15				
	30				
	45				
8 PM	00				
	15				
	30				
	45				
9 PM	00				
	15				
	30				
	45				

Week / / To / /

Time		Friday / /	Saturday / /	Sunday / /	Notes
8 AM	00 15 30 45				
9 AM	00 15 30 45				
10 AM	00 15 30 45				
11 AM	00 15 30 45				
12 PM	00 15 30 45				
1 PM	00 15 30 45				
2 PM	00 15 30 45				
3 PM	00 15 30 45				
4 PM	00 15 30 45				
5 PM	00 15 30 45				
6 PM	00 15 30 45				
7 PM	00 15 30 45				
8 PM	00 15 30 45				
9 PM	00 15 30 45				

Time	Monday / /	Tuesday / /	Wednesday / /	Thursday / /
8 AM	00 15 30 45			
9 AM	00 15 30 45			
10 AM	00 15 30 45			
11 AM	00 15 30 45			
12 PM	00 15 30 45			
1 PM	00 15 30 45			
2 PM	00 15 30 45			
3 PM	00 15 30 45			
4 PM	00 15 30 45			
5 PM	00 15 30 45			
6 PM	00 15 30 45			
7 PM	00 15 30 45			
8 PM	00 15 30 45			
9 PM	00 15 30 45			

Week / / To / /

Time		Friday / /	Saturday / /	Sunday / /	Notes
8 AM	00 15 30 45				
9 AM	00 15 30 45				
10 AM	00 15 30 45				
11 AM	00 15 30 45				
12 PM	00 15 30 45				
1 PM	00 15 30 45				
2 PM	00 15 30 45				
3 PM	00 15 30 45				
4 PM	00 15 30 45				
5 PM	00 15 30 45				
6 PM	00 15 30 45				
7 PM	00 15 30 45				
8 PM	00 15 30 45				
9 PM	00 15 30 45				

Time		Monday / /	Tuesday / /	Wednesday / /	Thursday / /
8 AM	00 15 30 45				
9 AM	00 15 30 45				
10 AM	00 15 30 45				
11 AM	00 15 30 45				
12 PM	00 15 30 45				
1 PM	00 15 30 45				
2 PM	00 15 30 45				
3 PM	00 15 30 45				
4 PM	00 15 30 45				
5 PM	00 15 30 45				
6 PM	00 15 30 45				
7 PM	00 15 30 45				
8 PM	00 15 30 45				
9 PM	00 15 30 45				

Week   / /   **To**   / /

Time		Friday / /	Saturday / /	Sunday / /	Notes
8 AM	00 15 30 45				
9 AM	00 15 30 45				
10 AM	00 15 30 45				
11 AM	00 15 30 45				
12 PM	00 15 30 45				
1 PM	00 15 30 45				
2 PM	00 15 30 45				
3 PM	00 15 30 45				
4 PM	00 15 30 45				
5 PM	00 15 30 45				
6 PM	00 15 30 45				
7 PM	00 15 30 45				
8 PM	00 15 30 45				
9 PM	00 15 30 45				

Time		Monday / /	Tuesday / /	Wednesday / /	Thursday / /
8 AM	00				
	15				
	30				
	45				
9 AM	00				
	15				
	30				
	45				
10 AM	00				
	15				
	30				
	45				
11 AM	00				
	15				
	30				
	45				
12 PM	00				
	15				
	30				
	45				
1 PM	00				
	15				
	30				
	45				
2 PM	00				
	15				
	30				
	45				
3 PM	00				
	15				
	30				
	45				
4 PM	00				
	15				
	30				
	45				
5 PM	00				
	15				
	30				
	45				
6 PM	00				
	15				
	30				
	45				
7 PM	00				
	15				
	30				
	45				
8 PM	00				
	15				
	30				
	45				
9 PM	00				
	15				
	30				
	45				

Time		Friday / /	Saturday / /	Sunday / /	Notes
8 AM	00				
	15				
	30				
	45				
9 AM	00				
	15				
	30				
	45				
10 AM	00				
	15				
	30				
	45				
11 AM	00				
	15				
	30				
	45				
12 PM	00				
	15				
	30				
	45				
1 PM	00				
	15				
	30				
	45				
2 PM	00				
	15				
	30				
	45				
3 PM	00				
	15				
	30				
	45				
4 PM	00				
	15				
	30				
	45				
5 PM	00				
	15				
	30				
	45				
6 PM	00				
	15				
	30				
	45				
7 PM	00				
	15				
	30				
	45				
8 PM	00				
	15				
	30				
	45				
9 PM	00				
	15				
	30				
	45				

Time		Monday / /	Tuesday / /	Wednesday / /	Thursday / /
8 AM	00				
	15				
	30				
	45				
9 AM	00				
	15				
	30				
	45				
10 AM	00				
	15				
	30				
	45				
11 AM	00				
	15				
	30				
	45				
12 PM	00				
	15				
	30				
	45				
1 PM	00				
	15				
	30				
	45				
2 PM	00				
	15				
	30				
	45				
3 PM	00				
	15				
	30				
	45				
4 PM	00				
	15				
	30				
	45				
5 PM	00				
	15				
	30				
	45				
6 PM	00				
	15				
	30				
	45				
7 PM	00				
	15				
	30				
	45				
8 PM	00				
	15				
	30				
	45				
9 PM	00				
	15				
	30				
	45				

Time		Friday / /	Saturday / /	Sunday / /	Notes
8 AM	00 15 30 45				
9 AM	00 15 30 45				
10 AM	00 15 30 45				
11 AM	00 15 30 45				
12 PM	00 15 30 45				
1 PM	00 15 30 45				
2 PM	00 15 30 45				
3 PM	00 15 30 45				
4 PM	00 15 30 45				
5 PM	00 15 30 45				
6 PM	00 15 30 45				
7 PM	00 15 30 45				
8 PM	00 15 30 45				
9 PM	00 15 30 45				

Time		Monday / /	Tuesday / /	Wednesday / /	Thursday / /
8 AM	00				
	15				
	30				
	45				
9 AM	00				
	15				
	30				
	45				
10 AM	00				
	15				
	30				
	45				
11 AM	00				
	15				
	30				
	45				
12 PM	00				
	15				
	30				
	45				
1 PM	00				
	15				
	30				
	45				
2 PM	00				
	15				
	30				
	45				
3 PM	00				
	15				
	30				
	45				
4 PM	00				
	15				
	30				
	45				
5 PM	00				
	15				
	30				
	45				
6 PM	00				
	15				
	30				
	45				
7 PM	00				
	15				
	30				
	45				
8 PM	00				
	15				
	30				
	45				
9 PM	00				
	15				
	30				
	45				

Week / /   To / /

Time		Friday / /	Saturday / /	Sunday / /	Notes
8 AM	00				
	15				
	30				
	45				
9 AM	00				
	15				
	30				
	45				
10 AM	00				
	15				
	30				
	45				
11 AM	00				
	15				
	30				
	45				
12 PM	00				
	15				
	30				
	45				
1 PM	00				
	15				
	30				
	45				
2 PM	00				
	15				
	30				
	45				
3 PM	00				
	15				
	30				
	45				
4 PM	00				
	15				
	30				
	45				
5 PM	00				
	15				
	30				
	45				
6 PM	00				
	15				
	30				
	45				
7 PM	00				
	15				
	30				
	45				
8 PM	00				
	15				
	30				
	45				
9 PM	00				
	15				
	30				
	45				

Time		Monday / /	Tuesday / /	Wednesday / /	Thursday / /
8 AM	00				
	15				
	30				
	45				
9 AM	00				
	15				
	30				
	45				
10 AM	00				
	15				
	30				
	45				
11 AM	00				
	15				
	30				
	45				
12 PM	00				
	15				
	30				
	45				
1 PM	00				
	15				
	30				
	45				
2 PM	00				
	15				
	30				
	45				
3 PM	00				
	15				
	30				
	45				
4 PM	00				
	15				
	30				
	45				
5 PM	00				
	15				
	30				
	45				
6 PM	00				
	15				
	30				
	45				
7 PM	00				
	15				
	30				
	45				
8 PM	00				
	15				
	30				
	45				
9 PM	00				
	15				
	30				
	45				

Week / / To / /

Time		Friday / /	Saturday / /	Sunday / /	Notes
8 AM	00				
	15				
	30				
	45				
9 AM	00				
	15				
	30				
	45				
10 AM	00				
	15				
	30				
	45				
11 AM	00				
	15				
	30				
	45				
12 PM	00				
	15				
	30				
	45				
1 PM	00				
	15				
	30				
	45				
2 PM	00				
	15				
	30				
	45				
3 PM	00				
	15				
	30				
	45				
4 PM	00				
	15				
	30				
	45				
5 PM	00				
	15				
	30				
	45				
6 PM	00				
	15				
	30				
	45				
7 PM	00				
	15				
	30				
	45				
8 PM	00				
	15				
	30				
	45				
9 PM	00				
	15				
	30				
	45				

Time		Monday / /	Tuesday / /	Wednesday / /	Thursday / /
8 AM	00				
	15				
	30				
	45				
9 AM	00				
	15				
	30				
	45				
10 AM	00				
	15				
	30				
	45				
11 AM	00				
	15				
	30				
	45				
12 PM	00				
	15				
	30				
	45				
1 PM	00				
	15				
	30				
	45				
2 PM	00				
	15				
	30				
	45				
3 PM	00				
	15				
	30				
	45				
4 PM	00				
	15				
	30				
	45				
5 PM	00				
	15				
	30				
	45				
6 PM	00				
	15				
	30				
	45				
7 PM	00				
	15				
	30				
	45				
8 PM	00				
	15				
	30				
	45				
9 PM	00				
	15				
	30				
	45				

Week / /   To / /

Time		Friday / /	Saturday / /	Sunday / /	Notes
8 AM	00 15 30 45				
9 AM	00 15 30 45				
10 AM	00 15 30 45				
11 AM	00 15 30 45				
12 PM	00 15 30 45				
1 PM	00 15 30 45				
2 PM	00 15 30 45				
3 PM	00 15 30 45				
4 PM	00 15 30 45				
5 PM	00 15 30 45				
6 PM	00 15 30 45				
7 PM	00 15 30 45				
8 PM	00 15 30 45				
9 PM	00 15 30 45				

Time		Monday / /	Tuesday / /	Wednesday / /	Thursday / /
8 AM	00				
	15				
	30				
	45				
9 AM	00				
	15				
	30				
	45				
10 AM	00				
	15				
	30				
	45				
11 AM	00				
	15				
	30				
	45				
12 PM	00				
	15				
	30				
	45				
1 PM	00				
	15				
	30				
	45				
2 PM	00				
	15				
	30				
	45				
3 PM	00				
	15				
	30				
	45				
4 PM	00				
	15				
	30				
	45				
5 PM	00				
	15				
	30				
	45				
6 PM	00				
	15				
	30				
	45				
7 PM	00				
	15				
	30				
	45				
8 PM	00				
	15				
	30				
	45				
9 PM	00				
	15				
	30				
	45				

Time		Friday / /	Saturday / /	Sunday / /	Notes
8 AM	00				
	15				
	30				
	45				
9 AM	00				
	15				
	30				
	45				
10 AM	00				
	15				
	30				
	45				
11 AM	00				
	15				
	30				
	45				
12 PM	00				
	15				
	30				
	45				
1 PM	00				
	15				
	30				
	45				
2 PM	00				
	15				
	30				
	45				
3 PM	00				
	15				
	30				
	45				
4 PM	00				
	15				
	30				
	45				
5 PM	00				
	15				
	30				
	45				
6 PM	00				
	15				
	30				
	45				
7 PM	00				
	15				
	30				
	45				
8 PM	00				
	15				
	30				
	45				
9 PM	00				
	15				
	30				
	45				

Time		Monday / /	Tuesday / /	Wednesday / /	Thursday / /
8AM	00				
	15				
	30				
	45				
9AM	00				
	15				
	30				
	45				
10AM	00				
	15				
	30				
	45				
11AM	00				
	15				
	30				
	45				
12PM	00				
	15				
	30				
	45				
1PM	00				
	15				
	30				
	45				
2PM	00				
	15				
	30				
	45				
3PM	00				
	15				
	30				
	45				
4PM	00				
	15				
	30				
	45				
5PM	00				
	15				
	30				
	45				
6PM	00				
	15				
	30				
	45				
7PM	00				
	15				
	30				
	45				
8PM	00				
	15				
	30				
	45				
9PM	00				
	15				
	30				
	45				

Time		Friday / /	Saturday / /	Sunday / /	Notes
8 AM	00 15 30 45				
9 AM	00 15 30 45				
10 AM	00 15 30 45				
11 AM	00 15 30 45				
12 PM	00 15 30 45				
1 PM	00 15 30 45				
2 PM	00 15 30 45				
3 PM	00 15 30 45				
4 PM	00 15 30 45				
5 PM	00 15 30 45				
6 PM	00 15 30 45				
7 PM	00 15 30 45				
8 PM	00 15 30 45				
9 PM	00 15 30 45				

Time		Monday / /	Tuesday / /	Wednesday / /	Thursday / /
8 AM	00				
	15				
	30				
	45				
9 AM	00				
	15				
	30				
	45				
10 AM	00				
	15				
	30				
	45				
11 AM	00				
	15				
	30				
	45				
12 PM	00				
	15				
	30				
	45				
1 PM	00				
	15				
	30				
	45				
2 PM	00				
	15				
	30				
	45				
3 PM	00				
	15				
	30				
	45				
4 PM	00				
	15				
	30				
	45				
5 PM	00				
	15				
	30				
	45				
6 PM	00				
	15				
	30				
	45				
7 PM	00				
	15				
	30				
	45				
8 PM	00				
	15				
	30				
	45				
9 PM	00				
	15				
	30				
	45				

Week / / To / /

Time		Friday / /	Saturday / /	Sunday / /	Notes
8 AM	00 15 30 45				
9 AM	00 15 30 45				
10 AM	00 15 30 45				
11 AM	00 15 30 45				
12 PM	00 15 30 45				
1 PM	00 15 30 45				
2 PM	00 15 30 45				
3 PM	00 15 30 45				
4 PM	00 15 30 45				
5 PM	00 15 30 45				
6 PM	00 15 30 45				
7 PM	00 15 30 45				
8 PM	00 15 30 45				
9 PM	00 15 30 45				

Time		Monday / /	Tuesday / /	Wednesday / /	Thursday / /
8 AM	00				
	15				
	30				
	45				
9 AM	00				
	15				
	30				
	45				
10 AM	00				
	15				
	30				
	45				
11 AM	00				
	15				
	30				
	45				
12 PM	00				
	15				
	30				
	45				
1 PM	00				
	15				
	30				
	45				
2 PM	00				
	15				
	30				
	45				
3 PM	00				
	15				
	30				
	45				
4 PM	00				
	15				
	30				
	45				
5 PM	00				
	15				
	30				
	45				
6 PM	00				
	15				
	30				
	45				
7 PM	00				
	15				
	30				
	45				
8 PM	00				
	15				
	30				
	45				
9 PM	00				
	15				
	30				
	45				

Time		Friday / /	Saturday / /	Sunday / /	Notes
8 AM	00 15 30 45				
9 AM	00 15 30 45				
10 AM	00 15 30 45				
11 AM	00 15 30 45				
12 PM	00 15 30 45				
1 PM	00 15 30 45				
2 PM	00 15 30 45				
3 PM	00 15 30 45				
4 PM	00 15 30 45				
5 PM	00 15 30 45				
6 PM	00 15 30 45				
7 PM	00 15 30 45				
8 PM	00 15 30 45				
9 PM	00 15 30 45				

Time		Monday / /	Tuesday / /	Wednesday / /	Thursday / /
8 AM	00 15 30 45				
9 AM	00 15 30 45				
10 AM	00 15 30 45				
11 AM	00 15 30 45				
12 PM	00 15 30 45				
1 PM	00 15 30 45				
2 PM	00 15 30 45				
3 PM	00 15 30 45				
4 PM	00 15 30 45				
5 PM	00 15 30 45				
6 PM	00 15 30 45				
7 PM	00 15 30 45				
8 PM	00 15 30 45				
9 PM	00 15 30 45				

Time		Friday / /	Saturday / /	Sunday / /	Notes
8 AM	00				
	15				
	30				
	45				
9 AM	00				
	15				
	30				
	45				
10 AM	00				
	15				
	30				
	45				
11 AM	00				
	15				
	30				
	45				
12 PM	00				
	15				
	30				
	45				
1 PM	00				
	15				
	30				
	45				
2 PM	00				
	15				
	30				
	45				
3 PM	00				
	15				
	30				
	45				
4 PM	00				
	15				
	30				
	45				
5 PM	00				
	15				
	30				
	45				
6 PM	00				
	15				
	30				
	45				
7 PM	00				
	15				
	30				
	45				
8 PM	00				
	15				
	30				
	45				
9 PM	00				
	15				
	30				
	45				

Time		Monday / /	Tuesday / /	Wednesday / /	Thursday / /
8 AM	00				
	15				
	30				
	45				
9 AM	00				
	15				
	30				
	45				
10 AM	00				
	15				
	30				
	45				
11 AM	00				
	15				
	30				
	45				
12 PM	00				
	15				
	30				
	45				
1 PM	00				
	15				
	30				
	45				
2 PM	00				
	15				
	30				
	45				
3 PM	00				
	15				
	30				
	45				
4 PM	00				
	15				
	30				
	45				
5 PM	00				
	15				
	30				
	45				
6 PM	00				
	15				
	30				
	45				
7 PM	00				
	15				
	30				
	45				
8 PM	00				
	15				
	30				
	45				
9 PM	00				
	15				
	30				
	45				

Time		Friday / /	Saturday / /	Sunday / /	Notes
8 AM	00 15 30 45				
9 AM	00 15 30 45				
10 AM	00 15 30 45				
11 AM	00 15 30 45				
12 PM	00 15 30 45				
1 PM	00 15 30 45				
2 PM	00 15 30 45				
3 PM	00 15 30 45				
4 PM	00 15 30 45				
5 PM	00 15 30 45				
6 PM	00 15 30 45				
7 PM	00 15 30 45				
8 PM	00 15 30 45				
9 PM	00 15 30 45				

Time		Monday / /	Tuesday / /	Wednesday / /	Thursday / /
8 AM	00				
	15				
	30				
	45				
9 AM	00				
	15				
	30				
	45				
10 AM	00				
	15				
	30				
	45				
11 AM	00				
	15				
	30				
	45				
12 PM	00				
	15				
	30				
	45				
1 PM	00				
	15				
	30				
	45				
2 PM	00				
	15				
	30				
	45				
3 PM	00				
	15				
	30				
	45				
4 PM	00				
	15				
	30				
	45				
5 PM	00				
	15				
	30				
	45				
6 PM	00				
	15				
	30				
	45				
7 PM	00				
	15				
	30				
	45				
8 PM	00				
	15				
	30				
	45				
9 PM	00				
	15				
	30				
	45				

Time		Friday / /	Saturday / /	Sunday / /	Notes
8 AM	00				
	15				
	30				
	45				
9 AM	00				
	15				
	30				
	45				
10 AM	00				
	15				
	30				
	45				
11 AM	00				
	15				
	30				
	45				
12 PM	00				
	15				
	30				
	45				
1 PM	00				
	15				
	30				
	45				
2 PM	00				
	15				
	30				
	45				
3 PM	00				
	15				
	30				
	45				
4 PM	00				
	15				
	30				
	45				
5 PM	00				
	15				
	30				
	45				
6 PM	00				
	15				
	30				
	45				
7 PM	00				
	15				
	30				
	45				
8 PM	00				
	15				
	30				
	45				
9 PM	00				
	15				
	30				
	45				

Time		Monday / /	Tuesday / /	Wednesday / /	Thursday / /
8 AM	00				
	15				
	30				
	45				
9 AM	00				
	15				
	30				
	45				
10 AM	00				
	15				
	30				
	45				
11 AM	00				
	15				
	30				
	45				
12 PM	00				
	15				
	30				
	45				
1 PM	00				
	15				
	30				
	45				
2 PM	00				
	15				
	30				
	45				
3 PM	00				
	15				
	30				
	45				
4 PM	00				
	15				
	30				
	45				
5 PM	00				
	15				
	30				
	45				
6 PM	00				
	15				
	30				
	45				
7 PM	00				
	15				
	30				
	45				
8 PM	00				
	15				
	30				
	45				
9 PM	00				
	15				
	30				
	45				

Time		Friday / /	Saturday / /	Sunday / /	Notes
8 AM	00 15 30 45				
9 AM	00 15 30 45				
10 AM	00 15 30 45				
11 AM	00 15 30 45				
12 PM	00 15 30 45				
1 PM	00 15 30 45				
2 PM	00 15 30 45				
3 PM	00 15 30 45				
4 PM	00 15 30 45				
5 PM	00 15 30 45				
6 PM	00 15 30 45				
7 PM	00 15 30 45				
8 PM	00 15 30 45				
9 PM	00 15 30 45				

Time		Monday / /	Tuesday / /	Wednesday / /	Thursday / /
8 AM	00				
	15				
	30				
	45				
9 AM	00				
	15				
	30				
	45				
10 AM	00				
	15				
	30				
	45				
11 AM	00				
	15				
	30				
	45				
12 PM	00				
	15				
	30				
	45				
1 PM	00				
	15				
	30				
	45				
2 PM	00				
	15				
	30				
	45				
3 PM	00				
	15				
	30				
	45				
4 PM	00				
	15				
	30				
	45				
5 PM	00				
	15				
	30				
	45				
6 PM	00				
	15				
	30				
	45				
7 PM	00				
	15				
	30				
	45				
8 PM	00				
	15				
	30				
	45				
9 PM	00				
	15				
	30				
	45				

Time		Friday / /	Saturday / /	Sunday / /	Notes
8 AM	00 15 30 45				
9 AM	00 15 30 45				
10 AM	00 15 30 45				
11 AM	00 15 30 45				
12 PM	00 15 30 45				
1 PM	00 15 30 45				
2 PM	00 15 30 45				
3 PM	00 15 30 45				
4 PM	00 15 30 45				
5 PM	00 15 30 45				
6 PM	00 15 30 45				
7 PM	00 15 30 45				
8 PM	00 15 30 45				
9 PM	00 15 30 45				

		Week / / To / /

Time		Monday / /	Tuesday / /	Wednesday / /	Thursday / /
8 AM	00				
	15				
	30				
	45				
9 AM	00				
	15				
	30				
	45				
10 AM	00				
	15				
	30				
	45				
11 AM	00				
	15				
	30				
	45				
12 PM	00				
	15				
	30				
	45				
1 PM	00				
	15				
	30				
	45				
2 PM	00				
	15				
	30				
	45				
3 PM	00				
	15				
	30				
	45				
4 PM	00				
	15				
	30				
	45				
5 PM	00				
	15				
	30				
	45				
6 PM	00				
	15				
	30				
	45				
7 PM	00				
	15				
	30				
	45				
8 PM	00				
	15				
	30				
	45				
9 PM	00				
	15				
	30				
	45				

Time		Friday / /	Saturday / /	Sunday / /	Notes
8 AM	00 15 30 45				
9 AM	00 15 30 45				
10 AM	00 15 30 45				
11 AM	00 15 30 45				
12 PM	00 15 30 45				
1 PM	00 15 30 45				
2 PM	00 15 30 45				
3 PM	00 15 30 45				
4 PM	00 15 30 45				
5 PM	00 15 30 45				
6 PM	00 15 30 45				
7 PM	00 15 30 45				
8 PM	00 15 30 45				
9 PM	00 15 30 45				

Time		Monday / /	Tuesday / /	Wednesday / /	Thursday / /
8 AM	00				
	15				
	30				
	45				
9 AM	00				
	15				
	30				
	45				
10 AM	00				
	15				
	30				
	45				
11 AM	00				
	15				
	30				
	45				
12 PM	00				
	15				
	30				
	45				
1 PM	00				
	15				
	30				
	45				
2 PM	00				
	15				
	30				
	45				
3 PM	00				
	15				
	30				
	45				
4 PM	00				
	15				
	30				
	45				
5 PM	00				
	15				
	30				
	45				
6 PM	00				
	15				
	30				
	45				
7 PM	00				
	15				
	30				
	45				
8 PM	00				
	15				
	30				
	45				
9 PM	00				
	15				
	30				
	45				

Time		Friday / /	Saturday / /	Sunday / /	Notes
8 AM	00				
	15				
	30				
	45				
9 AM	00				
	15				
	30				
	45				
10 AM	00				
	15				
	30				
	45				
11 AM	00				
	15				
	30				
	45				
12 PM	00				
	15				
	30				
	45				
1 PM	00				
	15				
	30				
	45				
2 PM	00				
	15				
	30				
	45				
3 PM	00				
	15				
	30				
	45				
4 PM	00				
	15				
	30				
	45				
5 PM	00				
	15				
	30				
	45				
6 PM	00				
	15				
	30				
	45				
7 PM	00				
	15				
	30				
	45				
8 PM	00				
	15				
	30				
	45				
9 PM	00				
	15				
	30				
	45				

Time		Monday / /	Tuesday / /	Wednesday / /	Thursday / /
8 AM	00				
	15				
	30				
	45				
9 AM	00				
	15				
	30				
	45				
10 AM	00				
	15				
	30				
	45				
11 AM	00				
	15				
	30				
	45				
12 PM	00				
	15				
	30				
	45				
1 PM	00				
	15				
	30				
	45				
2 PM	00				
	15				
	30				
	45				
3 PM	00				
	15				
	30				
	45				
4 PM	00				
	15				
	30				
	45				
5 PM	00				
	15				
	30				
	45				
6 PM	00				
	15				
	30				
	45				
7 PM	00				
	15				
	30				
	45				
8 PM	00				
	15				
	30				
	45				
9 PM	00				
	15				
	30				
	45				

Time		Friday / /	Saturday / /	Sunday / /	Notes
8 AM	00				
	15				
	30				
	45				
9 AM	00				
	15				
	30				
	45				
10 AM	00				
	15				
	30				
	45				
11 AM	00				
	15				
	30				
	45				
12 PM	00				
	15				
	30				
	45				
1 PM	00				
	15				
	30				
	45				
2 PM	00				
	15				
	30				
	45				
3 PM	00				
	15				
	30				
	45				
4 PM	00				
	15				
	30				
	45				
5 PM	00				
	15				
	30				
	45				
6 PM	00				
	15				
	30				
	45				
7 PM	00				
	15				
	30				
	45				
8 PM	00				
	15				
	30				
	45				
9 PM	00				
	15				
	30				
	45				

Time		Monday / /	Tuesday / /	Wednesday / /	Thursday / /
8 AM	00				
	15				
	30				
	45				
9 AM	00				
	15				
	30				
	45				
10 AM	00				
	15				
	30				
	45				
11 AM	00				
	15				
	30				
	45				
12 PM	00				
	15				
	30				
	45				
1 PM	00				
	15				
	30				
	45				
2 PM	00				
	15				
	30				
	45				
3 PM	00				
	15				
	30				
	45				
4 PM	00				
	15				
	30				
	45				
5 PM	00				
	15				
	30				
	45				
6 PM	00				
	15				
	30				
	45				
7 PM	00				
	15				
	30				
	45				
8 PM	00				
	15				
	30				
	45				
9 PM	00				
	15				
	30				
	45				

Week / / To / /

Time		Friday / /	Saturday / /	Sunday / /	Notes
8 AM	00 15 30 45				
9 AM	00 15 30 45				
10 AM	00 15 30 45				
11 AM	00 15 30 45				
12 PM	00 15 30 45				
1 PM	00 15 30 45				
2 PM	00 15 30 45				
3 PM	00 15 30 45				
4 PM	00 15 30 45				
5 PM	00 15 30 45				
6 PM	00 15 30 45				
7 PM	00 15 30 45				
8 PM	00 15 30 45				
9 PM	00 15 30 45				

Time		Monday / /	Tuesday / /	Wednesday / /	Thursday / /
8 AM	00				
	15				
	30				
	45				
9 AM	00				
	15				
	30				
	45				
10 AM	00				
	15				
	30				
	45				
11 AM	00				
	15				
	30				
	45				
12 PM	00				
	15				
	30				
	45				
1 PM	00				
	15				
	30				
	45				
2 PM	00				
	15				
	30				
	45				
3 PM	00				
	15				
	30				
	45				
4 PM	00				
	15				
	30				
	45				
5 PM	00				
	15				
	30				
	45				
6 PM	00				
	15				
	30				
	45				
7 PM	00				
	15				
	30				
	45				
8 PM	00				
	15				
	30				
	45				
9 PM	00				
	15				
	30				
	45				

Time		Friday / /	Saturday / /	Sunday / /	Notes
8 AM	00 15 30 45				
9 AM	00 15 30 45				
10 AM	00 15 30 45				
11 AM	00 15 30 45				
12 PM	00 15 30 45				
1 PM	00 15 30 45				
2 PM	00 15 30 45				
3 PM	00 15 30 45				
4 PM	00 15 30 45				
5 PM	00 15 30 45				
6 PM	00 15 30 45				
7 PM	00 15 30 45				
8 PM	00 15 30 45				
9 PM	00 15 30 45				

Time		Monday / /	Tuesday / /	Wednesday / /	Thursday / /
*8*AM	00				
	15				
	30				
	45				
*9*AM	00				
	15				
	30				
	45				
*10*AM	00				
	15				
	30				
	45				
*11*AM	00				
	15				
	30				
	45				
*12*PM	00				
	15				
	30				
	45				
*1*PM	00				
	15				
	30				
	45				
*2*PM	00				
	15				
	30				
	45				
*3*PM	00				
	15				
	30				
	45				
*4*PM	00				
	15				
	30				
	45				
*5*PM	00				
	15				
	30				
	45				
*6*PM	00				
	15				
	30				
	45				
*7*PM	00				
	15				
	30				
	45				
*8*PM	00				
	15				
	30				
	45				
*9*PM	00				
	15				
	30				
	45				

Time		Friday / /	Saturday / /	Sunday / /	Notes
8 AM	00 15 30 45				
9 AM	00 15 30 45				
10 AM	00 15 30 45				
11 AM	00 15 30 45				
12 PM	00 15 30 45				
1 PM	00 15 30 45				
2 PM	00 15 30 45				
3 PM	00 15 30 45				
4 PM	00 15 30 45				
5 PM	00 15 30 45				
6 PM	00 15 30 45				
7 PM	00 15 30 45				
8 PM	00 15 30 45				
9 PM	00 15 30 45				

Time	Monday / /	Tuesday / /	Wednesday / /	Thursday / /
8 AM — 00/15/30/45				
9 AM — 00/15/30/45				
10 AM — 00/15/30/45				
11 AM — 00/15/30/45				
12 PM — 00/15/30/45				
1 PM — 00/15/30/45				
2 PM — 00/15/30/45				
3 PM — 00/15/30/45				
4 PM — 00/15/30/45				
5 PM — 00/15/30/45				
6 PM — 00/15/30/45				
7 PM — 00/15/30/45				
8 PM — 00/15/30/45				
9 PM — 00/15/30/45				

Time	Friday / /	Saturday / /	Sunday / /	Notes
8 AM				
9 AM				
10 AM				
11 AM				
12 PM				
1 PM				
2 PM				
3 PM				
4 PM				
5 PM				
6 PM				
7 PM				
8 PM				
9 PM				

| Week / / To / / |

Time		Monday / /	Tuesday / /	Wednesday / /	Thursday / /
8 AM	00				
	15				
	30				
	45				
9 AM	00				
	15				
	30				
	45				
10 AM	00				
	15				
	30				
	45				
11 AM	00				
	15				
	30				
	45				
12 PM	00				
	15				
	30				
	45				
1 PM	00				
	15				
	30				
	45				
2 PM	00				
	15				
	30				
	45				
3 PM	00				
	15				
	30				
	45				
4 PM	00				
	15				
	30				
	45				
5 PM	00				
	15				
	30				
	45				
6 PM	00				
	15				
	30				
	45				
7 PM	00				
	15				
	30				
	45				
8 PM	00				
	15				
	30				
	45				
9 PM	00				
	15				
	30				
	45				

Time		Friday / /	Saturday / /	Sunday / /	Notes
8 AM	00 15 30 45				
9 AM	00 15 30 45				
10 AM	00 15 30 45				
11 AM	00 15 30 45				
12 PM	00 15 30 45				
1 PM	00 15 30 45				
2 PM	00 15 30 45				
3 PM	00 15 30 45				
4 PM	00 15 30 45				
5 PM	00 15 30 45				
6 PM	00 15 30 45				
7 PM	00 15 30 45				
8 PM	00 15 30 45				
9 PM	00 15 30 45				

Time		Monday / /	Tuesday / /	Wednesday / /	Thursday / /
8 AM	00 15 30 45				
9 AM	00 15 30 45				
10 AM	00 15 30 45				
11 AM	00 15 30 45				
12 PM	00 15 30 45				
1 PM	00 15 30 45				
2 PM	00 15 30 45				
3 PM	00 15 30 45				
4 PM	00 15 30 45				
5 PM	00 15 30 45				
6 PM	00 15 30 45				
7 PM	00 15 30 45				
8 PM	00 15 30 45				
9 PM	00 15 30 45				

Week / / To / /

Time		Friday / /	Saturday / /	Sunday / /	Notes
8 AM	00				
	15				
	30				
	45				
9 AM	00				
	15				
	30				
	45				
10 AM	00				
	15				
	30				
	45				
11 AM	00				
	15				
	30				
	45				
12 PM	00				
	15				
	30				
	45				
1 PM	00				
	15				
	30				
	45				
2 PM	00				
	15				
	30				
	45				
3 PM	00				
	15				
	30				
	45				
4 PM	00				
	15				
	30				
	45				
5 PM	00				
	15				
	30				
	45				
6 PM	00				
	15				
	30				
	45				
7 PM	00				
	15				
	30				
	45				
8 PM	00				
	15				
	30				
	45				
9 PM	00				
	15				
	30				
	45				

Time		Monday / /	Tuesday / /	Wednesday / /	Thursday / /
8 AM	00				
	15				
	30				
	45				
9 AM	00				
	15				
	30				
	45				
10 AM	00				
	15				
	30				
	45				
11 AM	00				
	15				
	30				
	45				
12 PM	00				
	15				
	30				
	45				
1 PM	00				
	15				
	30				
	45				
2 PM	00				
	15				
	30				
	45				
3 PM	00				
	15				
	30				
	45				
4 PM	00				
	15				
	30				
	45				
5 PM	00				
	15				
	30				
	45				
6 PM	00				
	15				
	30				
	45				
7 PM	00				
	15				
	30				
	45				
8 PM	00				
	15				
	30				
	45				
9 PM	00				
	15				
	30				
	45				

Time		Friday / /	Saturday / /	Sunday / /	Notes
8 AM	00				
	15				
	30				
	45				
9 AM	00				
	15				
	30				
	45				
10 AM	00				
	15				
	30				
	45				
11 AM	00				
	15				
	30				
	45				
12 PM	00				
	15				
	30				
	45				
1 PM	00				
	15				
	30				
	45				
2 PM	00				
	15				
	30				
	45				
3 PM	00				
	15				
	30				
	45				
4 PM	00				
	15				
	30				
	45				
5 PM	00				
	15				
	30				
	45				
6 PM	00				
	15				
	30				
	45				
7 PM	00				
	15				
	30				
	45				
8 PM	00				
	15				
	30				
	45				
9 PM	00				
	15				
	30				
	45				

Time		Monday / /	Tuesday / /	Wednesday / /	Thursday / /
8 AM	00 15 30 45				
9 AM	00 15 30 45				
10 AM	00 15 30 45				
11 AM	00 15 30 45				
12 PM	00 15 30 45				
1 PM	00 15 30 45				
2 PM	00 15 30 45				
3 PM	00 15 30 45				
4 PM	00 15 30 45				
5 PM	00 15 30 45				
6 PM	00 15 30 45				
7 PM	00 15 30 45				
8 PM	00 15 30 45				
9 PM	00 15 30 45				

Week / / To / /

Time	Friday / /	Saturday / /	Sunday / /	Notes
8 AM	00 15 30 45			
9 AM	00 15 30 45			
10 AM	00 15 30 45			
11 AM	00 15 30 45			
12 PM	00 15 30 45			
1 PM	00 15 30 45			
2 PM	00 15 30 45			
3 PM	00 15 30 45			
4 PM	00 15 30 45			
5 PM	00 15 30 45			
6 PM	00 15 30 45			
7 PM	00 15 30 45			
8 PM	00 15 30 45			
9 PM	00 15 30 45			

Time		Monday / /	Tuesday / /	Wednesday / /	Thursday / /
8 AM	00 15 30 45				
9 AM	00 15 30 45				
10 AM	00 15 30 45				
11 AM	00 15 30 45				
12 PM	00 15 30 45				
1 PM	00 15 30 45				
2 PM	00 15 30 45				
3 PM	00 15 30 45				
4 PM	00 15 30 45				
5 PM	00 15 30 45				
6 PM	00 15 30 45				
7 PM	00 15 30 45				
8 PM	00 15 30 45				
9 PM	00 15 30 45				

Time	Friday / /	Saturday / /	Sunday / /	Notes
8 AM				
9 AM				
10 AM				
11 AM				
12 PM				
1 PM				
2 PM				
3 PM				
4 PM				
5 PM				
6 PM				
7 PM				
8 PM				
9 PM				

Time		Monday / /	Tuesday / /	Wednesday / /	Thursday / /
8 AM	00				
	15				
	30				
	45				
9 AM	00				
	15				
	30				
	45				
10 AM	00				
	15				
	30				
	45				
11 AM	00				
	15				
	30				
	45				
12 PM	00				
	15				
	30				
	45				
1 PM	00				
	15				
	30				
	45				
2 PM	00				
	15				
	30				
	45				
3 PM	00				
	15				
	30				
	45				
4 PM	00				
	15				
	30				
	45				
5 PM	00				
	15				
	30				
	45				
6 PM	00				
	15				
	30				
	45				
7 PM	00				
	15				
	30				
	45				
8 PM	00				
	15				
	30				
	45				
9 PM	00				
	15				
	30				
	45				

Time	Friday / /	Saturday / /	Sunday / /	Notes
8 AM	00 15 30 45			
9 AM	00 15 30 45			
10 AM	00 15 30 45			
11 AM	00 15 30 45			
12 PM	00 15 30 45			
1 PM	00 15 30 45			
2 PM	00 15 30 45			
3 PM	00 15 30 45			
4 PM	00 15 30 45			
5 PM	00 15 30 45			
6 PM	00 15 30 45			
7 PM	00 15 30 45			
8 PM	00 15 30 45			
9 PM	00 15 30 45			

Time		Monday / /	Tuesday / /	Wednesday / /	Thursday / /
8 AM	00				
	15				
	30				
	45				
9 AM	00				
	15				
	30				
	45				
10 AM	00				
	15				
	30				
	45				
11 AM	00				
	15				
	30				
	45				
12 PM	00				
	15				
	30				
	45				
1 PM	00				
	15				
	30				
	45				
2 PM	00				
	15				
	30				
	45				
3 PM	00				
	15				
	30				
	45				
4 PM	00				
	15				
	30				
	45				
5 PM	00				
	15				
	30				
	45				
6 PM	00				
	15				
	30				
	45				
7 PM	00				
	15				
	30				
	45				
8 PM	00				
	15				
	30				
	45				
9 PM	00				
	15				
	30				
	45				

Time	Friday / /	Saturday / /	Sunday / /	Notes
8 AM	00 15 30 45			
9 AM	00 15 30 45			
10 AM	00 15 30 45			
11 AM	00 15 30 45			
12 PM	00 15 30 45			
1 PM	00 15 30 45			
2 PM	00 15 30 45			
3 PM	00 15 30 45			
4 PM	00 15 30 45			
5 PM	00 15 30 45			
6 PM	00 15 30 45			
7 PM	00 15 30 45			
8 PM	00 15 30 45			
9 PM	00 15 30 45			

Time		Monday / /	Tuesday / /	Wednesday / /	Thursday / /
8 AM	00				
	15				
	30				
	45				
9 AM	00				
	15				
	30				
	45				
10 AM	00				
	15				
	30				
	45				
11 AM	00				
	15				
	30				
	45				
12 PM	00				
	15				
	30				
	45				
1 PM	00				
	15				
	30				
	45				
2 PM	00				
	15				
	30				
	45				
3 PM	00				
	15				
	30				
	45				
4 PM	00				
	15				
	30				
	45				
5 PM	00				
	15				
	30				
	45				
6 PM	00				
	15				
	30				
	45				
7 PM	00				
	15				
	30				
	45				
8 PM	00				
	15				
	30				
	45				
9 PM	00				
	15				
	30				
	45				

Week / / To / /

Time	Friday / /	Saturday / /	Sunday / /	Notes
8 AM	00 / 15 / 30 / 45			
9 AM	00 / 15 / 30 / 45			
10 AM	00 / 15 / 30 / 45			
11 AM	00 / 15 / 30 / 45			
12 PM	00 / 15 / 30 / 45			
1 PM	00 / 15 / 30 / 45			
2 PM	00 / 15 / 30 / 45			
3 PM	00 / 15 / 30 / 45			
4 PM	00 / 15 / 30 / 45			
5 PM	00 / 15 / 30 / 45			
6 PM	00 / 15 / 30 / 45			
7 PM	00 / 15 / 30 / 45			
8 PM	00 / 15 / 30 / 45			
9 PM	00 / 15 / 30 / 45			

Week	/ /	To	/ /

Time		Monday / /	Tuesday / /	Wednesday / /	Thursday / /
8 AM	00 15 30 45				
9 AM	00 15 30 45				
10 AM	00 15 30 45				
11 AM	00 15 30 45				
12 PM	00 15 30 45				
1 PM	00 15 30 45				
2 PM	00 15 30 45				
3 PM	00 15 30 45				
4 PM	00 15 30 45				
5 PM	00 15 30 45				
6 PM	00 15 30 45				
7 PM	00 15 30 45				
8 PM	00 15 30 45				
9 PM	00 15 30 45				

Time		Friday / /	Saturday / /	Sunday / /	Notes
8 AM	00				
	15				
	30				
	45				
9 AM	00				
	15				
	30				
	45				
10 AM	00				
	15				
	30				
	45				
11 AM	00				
	15				
	30				
	45				
12 PM	00				
	15				
	30				
	45				
1 PM	00				
	15				
	30				
	45				
2 PM	00				
	15				
	30				
	45				
3 PM	00				
	15				
	30				
	45				
4 PM	00				
	15				
	30				
	45				
5 PM	00				
	15				
	30				
	45				
6 PM	00				
	15				
	30				
	45				
7 PM	00				
	15				
	30				
	45				
8 PM	00				
	15				
	30				
	45				
9 PM	00				
	15				
	30				
	45